Entdeckung einer neuen Welt!

Wie Zeitreisen schon lange funktionieren!

Buch 1

Ausgabe 0.01

Die Berechnung optimierter Wege in die Zukunft!

Offene Fragen aus der Bibel? Beantwortet.

Michael von Khuon

Ein ganz spezielles

"DANKE"!

Allen, die geholfen haben,
dass dieses Buch wahr werden konnte!

Und besonders danke ich meiner
Familie, meinen Freunden und
natürlich meiner Ehefrau Patrizia :-)

Dies wäre ohne Euch nicht möglich
gewesen!

Inhaltsverzeichnis:

1. Neue Definitionen

Bei seiner Magisterarbeit im Fach Philosophie an der Universität München kam die Frage auf, ob hier eine neue wissenschaftliche Sprache erfunden wird. Damals, im Jahr 1990, wunderte unser Forscher sich, weil ihm alles so klar erschien, dass er dachte, dass jeder es verstehen sollte. Heute weiß er es besser. Eine neue Welt wird definiert durch neue Begriffe, selbst wenn wir immer schon in ihr gelebt und nur andere Definitionen derselben Begriffe verwendet haben.

Ignoranz:
Natürlich besteht die Gefahr, dass Sie jetzt vielleicht noch nicht viel von diesem Thema wissen wollen, wenn Sie gleich ein wenig weiterlesen. Aber, wie Sie wissen, schützt Unwissenheit nicht vor Strafe! Wie wollen Sie der

Gefahr begegnen, wenn Sie nicht wissen, wann sie kommt. Deshalb gibt es jetzt inzwischen das Tsunami-Warnsystem, Unwetterwarnungen im Wetterdienst und die Katastrophen-Warn-Apps! Wenn Sie vorbereitet sind, können Sie selbstverständlich besser reagieren, als wenn sie unvorbereitet sind. Sie können einfach auf nichts reagieren, das es für Sie nicht gibt! Es kann schon zu spät sein, wenn Sie auf dem falschen Fuss erwischt werden. Erinnern wir uns an folgendes, falls das hier zu viel für Sie werden sollte: Unwissenheit schützt nicht vor Fehlern, nicht vor Strafe und nicht vor dem Tod! Wir sollten eine Pause machen, wenn es besser für uns ist! Später sollten wir bestimmt mehr wissen, aber vielleicht noch nicht jetzt!

Vergessen Sie aber bitte nicht folgendes: Ihre eigenen, weiteren Entwicklungsmöglichkeiten bauen sehr wahrscheinlich auf den hier vorgestellten Ergebnissen wissenschaftlicher Forschung auf! Wenn dieses Wissen fehlt, fehlen die Vorausetzungen, die die darauf aufbauenden Möglichkeiten tatsächlich erst möglich machen! Ohne wissen zu wollen, kann man nicht glauben, was erst als Möglichkeit auf diesem Wissen aufbaut! Sie würden sich damit sehr wahrscheinlich selbst sehr vieler Möglichkeiten für eine bessere Zukunft berauben!

Gegenwart:
Alle Lebewesen haben oder hatten ihre eigene, relative Gegenwart! Die jeweilige Gesundheit ist unmittelbar davon abhängig!

Zukunft und Vergangenheit:

In diesem System der Zeitreisen finden wir wirklich sehr viel Zukunft, u.a. auch in der Vergangenheit! Und Vergangenheit, Gegenwart und Zukunft sind relativ. Unsere eigene Vergangenheit kann z.B. die Zukunft eines Anderen sein und umgekehrt. Der Eine hat z.B. die Arbeit, die der Andere erst noch gerne hätte! Es gibt viele Beispiele dazu!

Geburt (Wiedergeburt):

Wir und unsere Zukunft werden jeden Moment wieder und wieder neu geboren. Das Thema hier ist, wie wir uns alle selbst für unsere Zukunft verbessern können, wie wir uns fit machen können für unsere Zukunft! Wiedergeburt soll hier in dem Sinn verstanden werden, dass wir bereits in einer besseren Zukunft neu geboren wurden, wenn wir uns schon mit einer einzigen Möglichkeit verbessert haben!

Zeitreisen:

Wir alle leben in unseren eigenen Welten und Zeiten, mit unserer eigenen Gegenwart, Vergangenheit und Zukunft. Tatsächlich ist jedes Wort, jeder Blick und jeder Austausch zwischen allen Menschen auf Zeitreisen zwischen verschiedenen Welten und Zeiten. Das klingt vielleicht zu einfach oder trivial, aber es stellt sich heraus, dass das bei weitem nicht so einfach ist, wenn wir nur die nächsten, wichtigen Einblicke in diese neue Welt gewinnen. Das gilt z.B. nicht nur für unsere lebenden Zeitgenossen, sondern auch für unsere Vorfahren oder auch jeden Menschen zu allen Zeiten. Eigentlich hat jedes der bekannten oder unbekannten Wesen in jedem Universum seine eigene

Vergangenheit, Gegenwart und Zukunft, seine eigene Geschichte in seiner eigenen Welt und Zeit. Das gleiche gilt für jedes Buch, jedes Gebäude, jeden Stern, jede historische Person, jedes Tier, jeden Baum, Ozean, Freund, alles und jedes zu jeder Zeit. Jetzt verändert sich ohne Zweifel dieses System mit der Entwicklung aus den letzten Ideen zu einer Form von Echtzeit-Zeitreisen hier und heute in unserem eigenen Alltag. Das bedeutet tatsächlich, dass wir alle unsere eigene Vergangenheit, Gegenwart und Zukunft haben und alle in unserer eigenen Welt und Zeit leben. Das gilt insbesondere für alle Menschen aller Zeiten, auch wenn sie jetzt leben oder nicht mehr oder noch nicht leben!

Tod:

Wenn wir über die Zukunft nachdenken, ist der Tod ein ganz großes Thema. Und wenn wir ernsthafte, wissenschaftliche Untersuchungen betreiben wollen, können wir dieses Thema nicht ausschließen.

In diesem System sollte der Begriff "Tod" immer im Zusammenhang mit „Geburt und Wiedergeburt" gesehen werden. Jedes Ende bedeutet einen neuen Anfang. Auf der Mikroebene bedeutet der "Tod" und die "Geburt" eines Augenblicks, eines Momentes in der Zeit, für uns meistens einen Wechsel zum Schlechteren oder zum Besseren. Nie bleibt der gegenwärtige Zustand gleich, wenn vielleicht auch subjektiv. Wir werden in diesem hier vorgestellten System der Zeitreisen in der ersten Dimension deises Systems viele Termine haben mit auch berühmten Menschen, die in dem Alter gestorben sind, in das wir gerade erst kommen. Dabei müssen wir mindestens lernen, wie wir deren Fehler vermeiden können und wie wir das Beste aus unseren eigenen Möglichkeiten machen können, indem wir uns zunächst an den Besten ein Beispiel nehmen. Wenn wir dann vielleicht fünfzig oder hundert Mal solche Termine mehr oder weniger gut überstanden haben, sind wir womöglich schon ein komplett neuer Mensch geworden. Und selbstverständlich werden wir zu jedem neuen Termin wieder daran erinnert, dass wir uns möglichst optimal fit für die Zukunft machen sollten! Selbstverständlich kann man sich besser auf die Zukunft vorbereiten, wenn man besser weiß, was auf einen zukommt! Und warum sollte man das dann nicht tun?

Natürlich betreffen unsere Untersuchungen zunächst unsere eigenen, möglichen Wege in eine bessere Zukunft, mit exakt unseren Voraussetzungen, Möglichkeiten, Eignungen und unserer Fitness für eine bessere Zukunft und "die dann kommenden Prüfungen"!

Es geht darum, was wir jetzt tun können und was das Beste davon ist. Es geht JETZT noch nicht darum, am Ende in den Himmel zu kommen oder in die Hölle! Es geht JETZT nicht darum, am „Jüngsten Tag" in den Himmel oder die Hölle zu kommen! Es geht darum, JETZT den Weg in eine bessere oder schlechtere Zukunft zu schaffen! Und welche es sein soll, ist wohl klar! In die schlechtere Zukunft geht es ganz von selbst, für die bessere Zukunft müssen wir etwas tun, und zwar möglichst das Beste!

Um es ganz einfach zu sagen: Die Bibel und die Weltgeschichte zeigen uns, dass die Entscheidung über unser Leben und unsere Zukunft JETZT in unserer Verantwortung liegt! Himmel oder Hölle? Mit Blick auf unser eigenes Leben entscheiden wir uns in jedem Augenblick für eine bessere oder eine schlechtere Zukunft! Unser Leben und unsere Gegenwart sind aus unterschiedlichen Perspektiven leicht vergleichbar. Unser Leben lässt sich daher auf den einen Punkt der Gegenwart komprimieren und da ist unsere Entscheidung für das bessere Ergebnis JETZT wichtig! Mehr können wir nicht aus unserem Leben machen, wenn wir jetzt anfangen, das Beste zu tun! Wenn wir dann alles und das Beste getan haben, dürfen wir auf Hilfe und Unterstützung hoffen, dass dann mehr daraus wird.

2. Einführung

Dieses Buch ist wichtig! Es kann alle ansprechen, die reif dafür sind oder eben noch nicht!

Wenn Sie dieses Buch selbst gekauft haben oder bereits das Wahlalter erreicht haben oder vielleicht schon sehr früh StudentIn an der Universität sind oder die Eltern es erlauben, falls Sie ein Vollmitglied einer Kirche sind oder in der Lage sind, auch unter Aufsicht die Verantwortung für ihr Leben zu übernehmen, dann können Sie gerne weiterlesen und verstehen!

Dieses Buch ist ein Test, um zu überprüfen, ob diese Welt und Zeit und wir alle bereit für das Wissen sind, das hier präsentiert wird und weiterentwickelt werden kann. Wenn wir nicht bereit dafür sind, sollten wir in der Lage sein, jederzeit aufzuhören oder eine Pause zu machen!

Aber dieses Buch ist auch nicht nur ein Test! Es könnte als Grundlage für wirklich sehr viel mehr dienen, das bereits praktisch verfügbar sein könnte, aber noch in der Zukunft auf die Freigabe wartet! Dennoch enthüllt es bereits jetzt Wissen, das bisher noch unbekannt war oder vielleicht auch seit Jahrtausenden vergessen war!

Bei diesem Thema geht es um eine Art neue, höhere Mathematik, so einfach wie möglich beschrieben, um dem ganz normalen Leser zu erklären, dass wir alle bereits auf Zeitreisen sind, und dass wir alle in Wirklichkeit in jedem Augenblick eine neue Welt entdecken!

Dabei geht es sehr wesentlich um Folgendes, was bereits der Nobelpreisträger Prof. Dr. Otto Hahn in einem Geleitwort zu einem Buch von Ernst von Khuon, Abenteuer unseres Jahrhunderts 1960, so treffend beschrieben hat: "Wir müssen die Welt, in der wir leben, begreifen lernen. Dann erkennen wir die Gefahren und können gegen sie auftreten; aber wir erkennen auch die großen Möglichkeiten dieser Zeit, in die wir hineingeboren sind."[1]

Keineswegs kann aber dieses System der Zeitreisen jetzt schon komplett sein, sondern wie beschrieben ist es nur ein Test! Es gibt hier einige Hinweise, die weit über das hinausgehen, was zwei berühmte deutsche Wissenschaftler, C. F. Gauß und Alexander von Humboldt schon im Jahr 1853 wussten. Aber niemand sonst hat jemals, wegen der extremen Schwierigkeit dieses Themas, mehr als das veröffentlicht, was Sie hier lesen können. Kein Wunder!

1   Aus dem Geleitwort von dem Nobelpreisträger Prof. Dr. Otto Hahn zum Buch von Ernst von Khuon, Abenteuer unseres Jahrhunderts, S.7, Gerhard Stalling Verlag, Oldenburg und Hamburg, 1960.

Niemand wusste bis heute, dass Gauß und Humboldt Zeitreisen erforschten. Vielleicht wussten sie es selbst nicht!

In diesem Projekt schlagen wir vor, dass wir alle unsere bestmögliche Zukunft anstreben! Das ist natürlich kein kleines Projekt! Nach der Lektüre wissen Sie dann mehr!

Hier können Sie ein wissenschaftlich erforschtes, mathematisches System zur Berechnung wichtiger Daten in unser aller Zukunft finden. Dann werden Sie in der Lage sein, sich besser auf Ihre Zukunft vorzubereiten und können anfangen, sich optimal fit für ihre Zukunft zu machen. Das System erklärt Ihnen, wie Zeitreisen funktionieren und wie Sie Ihren Weg in die Zukunft berechnen und optimieren können. Das ist für die Meisten ein sehr wahrscheinlich lebenswichtiges Wissen für ihr Leben und ihre Zukunft!

Aus meiner Sicht ist das einfach so, und Sie sollten es wirklich wissen! Dies ist eigentlich auch ein neues Update auf die Geschichte der Wissenschaft seit dem Jahr 1853, was immerhin heute auch schon 163 Jahre her ist. Und neue Antworten auf Fragen aus der Bibel seit Moses und Johannes gibt es auch noch! Hier werden aber nur erste Ideen aus dem System für diese Antworten vorgestellt.

Es sollte nicht vergessen werden zu erwähnen, das sich aus diesem System leicht eine neue Wissenschaft entwickeln könnte, mit einer Reihe neuer Geistes- und Naturgesetze,..! Dies nur, um klarzumachen, dass daran auch bereits gedacht wurde.

Okay, wir wissen, es gibt eine feine Linie zwischen Genie und Wahnsinn. Und da sind wir jetzt! Doch wie komplett kann dieses System sein, um das höchste Genie und den tiefsten Wahnsinn zu umfassen?

Beide, Genie und Wahnsinn, können geheilt werden, wenn sie zusammenkommen und wieder normal werden, aber vielleicht auf einem neuen, anderen, besseren Niveau.

Ja, dies ist nur ein Buch, um Jahr 2016 veröffentlicht, aber keines wie die meisten anderen!

Der Inhalt behandelt das Bekannte UND das Unbekannte. Und es ist beabsichtigt, das Beste daraus zu machen!

Es ist eigentlich wie: "Lasst uns einen Versuchsballon starten und sehen, was passiert. :-)

Gelegenheit für Fragen und Antworten gibt es in folgendem Forum, das bereits viele Mitglieder hat:

http://www.futureok.net/forum/

Die wichtigsten Fragen und Antworten werden in einem neuen Abschnitt in der nächsten Ausgabe dieses Buches beantwortet.

3. Wie wurde dieses System entdeckt?

Die ersten Ideen zu dieser Frage kommen einem in den Sinn, wenn man feststellt, dass einige Begriffe, die man bisher anders verstanden hat, mit einer neuen Bedeutung, in einem neuen Licht und System, viel besser verstanden werden könnten. Das würde eine Menge Antworten liefern, die bisher noch nicht beantwortet werden konnten.

Wenn man bemerkt, dass viele Begriffe in verschiedenen Zeiten unterschiedlich verstanden wurden, erleichtert das natürlich das folgende, dringend erwünschte Brainstorming.

Trotzdem besteht jederzeit aufgrund Ihrer Disposition zu dem Thema möglicherweise die Gefahr, dass all dies vielleicht auf einmal zu viel für Sie wird!

In diesem Fall gilt folgendes:

4. Machen Sie mal Pause!
(Denken Sie darüber nach, was jetzt das Beste ist, das Sie tun oder lassen sollten!).

Erinnern Sie Sich!

Dies ist ein kurzes Buch, über Jahrzehnte von Forschungen zum Thema „Zeitreisen", die auch noch funktionieren!

Die Fähigkeiten notfalls sofort innezuhalten, immer wachsam und flexibel zu sein, sind sehr wichtig in dieser neuen Welt der Zeitreisen, die wir hier entdecken!
Das ist genau so, wie bei der Entdeckung jeder neuen Welt!

Einige neue Definitionen von "Tod", "Geburt", Zeitreisen, Vergangenheit, Gegenwart, Zukunft, etc., werden hier zunächst aus der Sicht des Mikrokosmos erklärt:

In jedem Augenblick ist die Gegenwart im Wandel und wird zur Vergangenheit. Aber vergessen Sie besser nicht, dass jeden Moment die Zukunft sich auch zur neuen Gegenwart wandelt. Das bedeutet, dass jeder Moment ständig in die Vergangenheit entschwindet und „stirbt", während zugleich ein neuer Augenblick aus der Zukunft geboren wird!

Kurzum: "Alles fließt" (Das alte griechische: πάντα ῥεῖ!), aber in verschiedene Richtungen und von und zu verschiedenen Orten in Raum und Zeit!

Wir wissen also bisher, dass dieses System davon handelt, den Weg aktiv in eine bessere Zukunft zu finden!

Ihre eigene Erfahrung wird nun beweisen müssen, dass Sie in dieser neuen Welt der Zeitreisen eine Menge von leicht berechenbaren, neuen Terminen in ihrer eigenen Zukunft finden werden! Mit astronomischen Genauigkeit werden Sie Termine finden, von denen Sie die meisten vorher noch gar nicht kannten, auf die Sie aber bestmöglich vorbereitet sein sollten.

So können wir mit diesem neuen, hier noch genauer vorzustellenden System, eine Vorhersage der Zukunft anwenden, die die Planbarkeit der Zukunft beschleunigen und verbessern kann, ebenso wie sie auch die Zukunftsangst minimieren und die Erfolgsaussichten sowie die gesamte Lebensqualität verbessern kann.

Aber wie können Sie auf Termine vorbereitet sein, von denen Sie noch gar nichts wissen?

Sie können hier eine Menge lernen, nicht nur über ihre eigene Zukunft, sondern sie gewinnen auch die Fähigkeit zur besseren und optimalen Vorbereitung auf diese Termine in ihrer eigenen Zukunft.

Mit diesem Wissen können Sie sich natürlich selbst verbessern und ihrer Zukunft besser gerecht werden. Fangen Sie an, ihre Fitness für Ihre Zukunft zu optimieren, vielleicht sogar in ganz umfassender Weise!

Übrigens: Eine Lösung für den "Tod", als des größten Problems in unserer Zukunft, wird hier durch das Konzept des "teile und herrsche" geliefert. Es basiert "auf einer Algorithmus-Designtechnik, die ein Problem in kleinere Teilprobleme aufteilt, dazu einfache Teillösungen liefert und daraus die Gesamtlösung präsentiert.[2] Sehr wahrscheinlich wissen wir gar nicht, wie oft wir schon auf diese Weise gegen den „Tod" gewonnen und somit entsprechende „Teilprobleme" gelöst haben.

Erwin Schrödinger sagt dazu: „Und nicht nur "eines Tages": jetzt, heute, jeden Tag bringt sie (Mutter Erde) dich hervor, nicht nur *einmal*, sondern Tausende von Malen, genau wie sie dich jeden Tag tausendmal verschlingt." [3] [4]

2   An algorithm design technique applied to various algorithms, that solve a problem by splitting it into smaller problems until all of the remaining problems are trivial.
https://en.wiktionary.org/wiki/divide_and_conquer
3   http://www.werner-friedl.de/Gedanken.htm
4   Wege zum Selbst: Östliche und westliche Ansätze zu persönlichem Wachstum von Ken Wilber, Wilhelm Goldmann Verlag, München März 2008, Ende viertes Kapitel, Bewusstsein ohne Grenzen..

Das ist nun wirklich leicht zu verstehen: Ganz allgemein betrachtet gilt immer, dass die Zukunft „uns neu hervorbringt" und die Vergangenheit uns „verschlingt"!

Für uns ist dabei nur die Frage, ob wir uns dabei bessern oder nicht, und ob wir es optimal treffen, in der Spannweite zwischen unseren besten und schlechtesten Möglichkeiten.

5. Gab es erste Hinweise auf dieses System?

Wenn wir etwas über die Zukunft wissen und irgendein Ziel erreichen wollen, sollten wir uns darüber klar sein, dass immer irgendetwas dazwischen kommen kann. Und dann schaffen wir es definitiv nicht! Also sollten wir etwas darüber wissen, was uns davon abhalten könnte, unser Ziel zu erreichen! Ist es Zufall? Ist es Schicksal? Können wir etwas zum Besseren ändern?

Wir müssen wissen, ob sich unser Schicksal von uns leiten lässt, oder von jemand Anderem oder einer höheren Macht! Auf diese Weise können wir die Fähigkeit erwerben, jederzeit zu erfahren, was das Beste ist, das wir für unsere Zukunft tun können.

Die folgende Geschichte ist so außergewöhnlich! Wir haben uns schon vor Jahrzehnten gewundert!

Lesen und hören Sie, denken Sie darüber nach und werden Sie aktiv! Können Sie sich vorstellen wie Sie sich fühlen,
wenn Sie über Folgendes nachdenken:

"Gibt es einen allmächtigen Gott?"

Und hier beginnt diese Geschichte!

Denken Sie an einen 13-jährigen, der sich Gedanken über den Austritt aus der evangelischen Kirche macht, weil er sich nicht ernst genommen fühlt.

Und dann tritt seine ganze Familie aus der Kirche aus!

Zehn Jahre später ließ ihn sein schweres Schicksal sehr viel mehr nachdenken! Sein Vater starb mit 55 Jahren als er 22 Jahre alt war. Dann starb seine Großtante ein Jahr später mit neunzig Jahren und er fand sich selbst wieder, allein in einer fremden Stadt und so verloren! Seine Familie war in ein anderes Bundesland umgezogen, er selbst in eine andere Universitätsstadt,..!

Trotzdem wollte er es selbst schaffen! Aber er wusste, dass er Hilfe finden musste und er wurde sich bewusst, dass er einen Lehrer finden musste, den er auch akzeptieren konnte. Er fand einen aus einer anderen Welt, aus dem Himalaya und Trinidad und einen anderen aus Indien und wieder andere, ..!

Er lernte und praktizierte Yoga und Meditation auf der Suche nach dem Sinn des Lebens und einem eventuell existierenden Gott!

Er hatte ernsthaft zu denken und er kam zu dem Schluss: Wenn ALLES nur durch Zufall geschieht, würde es keinen Sinn in IRGENDETWAS geben, denn ALLES könnte leicht nur durch Zufall wieder völlig zerstört werden.
Es gäbe wirklich keinen Sinn in IRGENDETWAS! Es wäre sinnlos, irgendein Ziel erreichen zu wollen, weil wir vielleicht durch irgendeinen Zufall es nie erreichen würden.
Der Weg wäre dann das Ziel!
Aber für ihn war es noch nicht möglich zu glauben oder zu verstehen, was das wirklich bedeutet.
Es muss Sinn in IRGENDETWAS zu finden sein, wenn auch nicht in Allem,

dachte er. Und auf diese Weise begann seine Suche.

Gut, wir wissen es oft nicht wirklich, wenn überhaupt, dachte er. Aber wenn es einen Gott gibt, und wir können in IHM einen Freund finden oder sogar erfahren, dass er vielleicht unser Schöpfer ist, der Schöpfer aller Menschen seit Adam und Eva, der aller Juden, Christen und Muslime, dann kann dies ein Märchen sein oder unsere einzige Chance, einen guten Weg in eine bessere Welt und Zeit zu finden. Das gilt dann sogar über die Realität unseres Lebens hinaus, wenn wir glauben, dass in einer anderen Religion mehr Wahrheit zu finden ist, wie z.B. die Lehre von der Wiedergeburt,..! Natürlich! Tief in unseren Gedanken wissen wir, dass es etwas weit Größeres als uns selbst gibt, auch wenn wir das im Alltag meist vergessen.

In diesem hier präsentierten System planen wir, fit für die Zukunft zu werden, was sicherlich letztlich bedeutet, in der Lage zu sein, gegen den "Tod" zu gewinnen und damit ein besseres Leben zu gewinnen, gerade auf die Weise, wie es auch im Neuen Testament in der Bibel beschrieben ist.

Keine Angst! "Tod" und "Wiedergeburt" werden hier auf eine neue Art und Weise definiert, die es uns Einiges leichter macht!

Der erste Unterschied besteht darin, dass wir hier vorschlagen, bestimmte Schritte zu gehen und neue Fähigkeiten zu erwerben, ein neues Denken, Verhalten und Gewohnheiten, die es uns ermöglichen, positive Fortschritte auf dem Weg in unsere optimierte und bestmögliche Zukunft zu machen.

In der Tat, gegen den "Tod" zu gewinnen, bedeutet nichts anderes, als tatsächlich uns selbst unseren Weg in eine bessere Zukunft zu ermöglichen, was auf diese Weise unsere Wiedergeburt aus einer schlechteren Vergangenheit in eine bessere Zukunft bedeuten würde.

Natürlich werden wir niemals in der Lage sein, so etwas allein zu tun! Wohl aber mit entsprechender Hilfe!

Wenn wir darüber genauer nachdenken, muss, zunächst rein theoretisch betrachtet, immer die Vergangenheit in der Gegenwart für die Zukunft sterben.

Es bedeutet aber auch wirklich dasselbe, dass die Vergangenheit in der Gegenwart für die Zukunft neu geboren wird, wenn sie sich entsprechend verwandelt. „Sterben" und "neu geboren werden" bedeutet in diesem Fall also nur die Verwandlung ein und derselben Energie aus einem Zustand A in einen neuen Zustand B.

Auf diese Weise stellt sich heraus, dass unser Problem sehr viel leichter zu bewältigen sein könnte, als wir dachten. Selbstverbesserung behandelt z.B. einerseits den "Tod" des "schlechteren" Selbst, der „schlechteren" Gewohnheiten und andererseits die "Geburt" des "besseren" Selbst, der „besseren" Gewohnheiten. Das ist von Fall zu Fall leichter oder schwerer.

Helfen könnte hier ein Zitat von Bob Dylan: „Wer nicht fleißig geboren wird, ist fleißig dabei zu sterben." Text von "It's Alright, Ma (I'm Only Bleeding)"[5], geschrieben im Sommer 1964. Können Sie das verstehen? Was für ein Zitat!

---

5   "He not busy being born is busy dying" Textline in "It's Alright, Ma (I'm Only Bleeding)" by Bob Dxlan, written in summer 1964.

Es hängt also davon ab, wie weit entwickelt ihre Fähigkeiten in diesem Bereich sind.

Genauer gesagt ist es die Frage, wie man Menschen davon abhält, die gleichen Fehler immer und immer zu wiederholen. Es geht darum, Fehler zu identifizieren, und es geht darum, das Beste aus unseren Möglichkeiten zu machen. Einige Leute werden natürlich denken, dass das so verrückt ist, wie es nur sein kann.

Aber wie Sie leicht zugeben werden, müssen wir, bis wir eine realistische Chance haben, das Bestmögliche zu erreichen, auch das Unmögliche im Sinn haben, das vielleicht auch erst später einmal möglich wird. Dann können wir eine Menge Kraft sparen! Aber hier ist glücklicherweise unser nächster Schritt der beste! :-)

Vom Stand der Wissenschaft aus gibt sicherlich für jeden Einzelnen nur eine

Möglichkeit, es zu schaffen, weil wir alle unseren eigenen Weg haben!

Und natürlich, wie schon die Apostel in der Bibel sagen, war Jesus Christus der Erste, der es auf seine Weise geschafft hat und alle Christen sind aufgerufen, ihr Kreuz auf sich zu nehmen und ihm nachzufolgen.[6]

Eigentlich ist die folgende Geschichte, eine Aktualisierung der Geschichte unserer Welt auf der Grundlage der Bibel und noch viel mehr,..! Es ist eine Geschichte vom Beginn der Zählung der Jahre und Tage unseres Lebens, der Aufzeichnung von Geburtstagen und Todestagen.

Der Zeitstrahl beschreibt die Bibel von den Zehn Geboten, über das Buch der Offenbarung und geht weiter zu uns, wo wir jetzt sind, und weiter auch zum Kern unserer eigenen Zukunft.

6   Die Bibel. Textbibel 1899, Lukas 9:23-27

Vom Alpha zum Omega sagt uns die Bibel, was zu tun und was zu lassen ist, was richtig und was falsch ist.

Und am Ende werden wir danach beurteilt und werden uns auch selbst danach beurteilen, wie gut wir es gemacht haben. Dies ist ein System, das uns sagt, welche Fehler wir vermeiden sollten. Und davon gibt es sehr viele! Und es sagt uns, was das Beste ist, was wir tun können. Und das kann auch sehr viel sein, weil wir hier ein System haben, mit dem wie zuallererst sehr viel Zeit finden können, wenn wir lernen, damit erfolgreich zu werden.

Dieses neue System, das hier vorgestellt wird, entpuppt sich als historisch sehr fundiertes System der optimierten Selbstverbesserung, abgeleitet aus der Bibel und der Geschichte unserer Welt. Und es wird jetzt zum ersten Mal der Öffentlichkeit vorgestellt.

Dieses System kann uns den besten Weg in die Zukunft zeigen und uns helfen, vorzugsweise die meisten Fallstricke in unserem Leben zu vermeiden. Es kann zentrale Fragen beantworten und Wege in unsere beste Zukunft berechnen. Es beweist, dass wir seit jeher in der Zeit reisen, jedoch vermutlich nicht so, wie wir es gedacht haben.

Die erste Dimension unserer Systems umfasst unser erreichtes Lebensalter, gezählt in Jahren und Tagen, in verschiedenen Lebensstadien, in Bezug oder im Vergleich zu bestimmten Lebensphasen wirklich interessanter Menschen unserer eigenen Historie, unserer Familiengeschichte, unserer Landes- und der Weltgeschichte.

Es soll nicht unerwähnt bleiben, dass auf diese Art bereits jemand früher geforscht hat, nämlich der berühmte deutsche Mathematiker, Astronom, Geodät und Physiker Johann Carl Friedrich Gauß, der diese Forschungsergebnisse sehr deutlich in einem privaten Brief an seinen Freund Alexander von Humboldt, Kanzler des Ordens Pour le Mérite am 07.12.1853 angedeutet hat. Leider wurde dieser Brief erst 1877 veröffentlicht. Dazu bald mehr!

Uns scheint, dass seit dieser Zeit leider immer noch niemand in der Lage war, mehr als diese Einblicke in diese großen Forschungen von Gauß zu veröffentlichen, wie sie in seinem Brief erwähnt wurden. Wegen des Alters von 76 und 84 Jahren von Gauß und Humboldt im Jahr 1853 hat unser Schicksal leider bis zum heutigen Tage keine darüber hinausgehenden Veröffentlichungen mehr zugelassen.

Nur die 1877 von Prof. Dr. Karl Christian Bruhns anlässlich des 100. Geburtstages von Gauß unkommentiert veröffentlichten Briefe lagen uns bisher dazu vor. Gauß selbst hat diesen Brief an Humboldt von 1853 wegen seines Alters auch nur um 443 Tage überlebt, Humboldt ein paar Jahre länger. Aber seinen neunzigsten Geburtstag konnte auch Humboldt nicht mehr feiern. Insofern waren die Voraussetzungen unseres Forschers hier deutlich besser, wenn das Forschungsprojekt sich auch trotzdem lange als sehr schwer gestaltete.

Sein Magistervater bemerkte einmal zu diesem Vorhaben: „Das ist aber schwer, was Sie da vorhaben!"

Unserem Entdecker konnte bei der Erforschung dieser neuen Welt aber nichts zu schwer sein. Diese Einstellung muss man wohl haben, um ein solches Projekt mit Selbstvertrauen oder aber ebenso auch möglicher Selbstüberschätzung anzugehen. Ist es Glück, wenn der schmale Grat zwischen Genie und Wahnsinn doch zum Erfolg führt? Diese Antwort bleibt dem Leser überlassen.

Und davon hängt auch der Erfolg des Lesers ab, den er hier bei der Erkundung seiner eigenen noch unentdeckten Welt haben kann. Für den Erfolg ist es wichtig, dass man einschätzen kann, was man schaffen kann und was nicht. Man sollte sich in jedem Fall jedoch nicht zu viel auf einmal vornehmen, sondern dann je nach Bedarf eher passende Teillösungen anstreben.

6. Entwicklung des Systems der Zeitreisen!

Der Anfang dieses System wurde ursprünglich von anderen Fragestellungen geleitet. Und vielleicht hat sogar Gauß in ähnlicher Weise geforscht, weil seine Mutter bereits 1839 fast 96 Jahre alt wurde, nur wenige Tage vor seinem eigenen 62. Geburtstag. Unser Forscher hatte sich nämlich auch Gedanken gemacht, wie seine Großtante 90 Jahre alt werden konnte, wenn sein Vater ein Jahr vor ihr nur 55 Jahre alt werden durfte.

Die ersten auftauchenden Fragen stellte er sich aber schon sehr viel früher, nämlich bereits im Alter von 22 Jahren:

1. Wie kann ich meinem Vater voraus sein, wenn ich unseren Entwicklungsstand im gleichen Alter vergleiche?

2. Wie kann ich meinen eigenen 90. Geburtstag so oder besser feiern als meine Großtante im Jahr 1980?

Diese Fragen betrafen bewusst überhaupt noch gar nicht das Thema Zeitreisen, aber immerhin waren die ersten Fragen in dieser Richtung unterbewusst schon da, z.B.: Wie kann ich meinen Weg in eine bessere Zukunft berechnen und die richtigen Schritte planen?

Diese Fragen stammten aus einer Reihe von wesentlichen Erfahrungen, die viel erklären, wie zum Beispiel eben:

Der 90. Geburtstag seiner Großtante!

Stellen Sie sich vor, Sie sind 22 Jahre jung. Sie besuchen Ihre Großtante zu ihrem 90. Geburtstag und sind völlig überrascht, wie gut sie aussieht. Dann wundern Sie sich und sagen: "Wenn Du so aussiehst, kannst Du ja auch 100 werden!"

Aber was macht sie? Sie holt tief Luft, presst ihre Arme in die Hüften und sagt: "Werde Du erst mal 90! Dann sprechen wir uns wieder!" Dann haben auch Sie viel zu denken!

Kurz vor seinem 23. Geburtstag war sie ungefähr vier Mal so alt wie er, und er erinnerte sich gleich daran, dass sein Vater im Jahr zuvor mit 55 Jahren gestorben war! Also sagte er nichts mehr, und hatte wirklich viel zu denken! Bis er vielleicht seinen 90. Geburtstag feiern würde, könnte eine Menge passieren oder dazwischenkommen, und dann würde er es nicht schaffen! Zuerst würde er auch 55 Jahre alt werden und verstehen müssen, was mit seinem Vater geschehen war, dann 56 Jahre, dann 60 Jahre und dann wäre es immer noch sehr weit bis zum 90. Geburtstag. Falls Reinkarnation funktionierte, würden womöglich einige weitere Leben nötig sein, um das jemals zu schaffen, dachte er später.

Heute, im Jahr 2016, ist mit der neuen Zeitreisen-Theorie und -Praxis alles logisch und wissenschaftlich erklärbar. Damals waren er und seine Großtante nach dem erreichten Lebensalter 67 Jahre von einander entfernt, eigentlich war sie ihm 67 Jahre voraus, obwohl sie beide trotzdem gemeinsam den 90. Geburtstag seiner Großtante am gleichen Ort und zur gleichen Zeit gefeiert hatten!

Die folgenden Erkenntnisse wurden durch weiteres Nachdenken über dieses Ereignis entwickelt: Er schloss erst Jahre später daraus, dass seine Großtante in Ihrer Zeit und Welt lebte und er in seiner eigenen Zeit und Welt. Sie hatte ihre eigene Vergangenheit, Gegenwart und Zukunft, und er hatte seine eigene

Vergangenheit, Gegenwart und Zukunft. Beide Welten und Zeiten waren mehr als 67 Jahre von einander entfernt, weil sie gut 67 Jahre älter war als er.

Um das noch einmal klar zu machen: Offensichtlich hatten sie beide ihre eigene Gegenwart, Vergangenheit und Zukunft, auch wenn es natürlich einige gemeinsame Zeiten gegeben hatte. Das ist wichtig, damit Sie dieses neue System der Zeitreisen verstehen!

Die wissenschaftliche Zusammenfassung sagt uns nun: Wir alle leben in unseren eigenen Welten und Zeiten, mit unserer eigenen Gegenwart, Vergangenheit und Zukunft. Tatsächlich reist auf diese Art jedes Wort, jeder Blick und jeder Austausch in der Zeit zwischen verschiedenen Welten und Zeiten. Das klingt vielleicht zu einfach oder trivial, aber es stellt sich heraus, dass das bei weitem nicht der Fall ist, wenn wir nur die nächste wichtige Erkenntnis aus dieser neuen Welt nicht vergessen. Das gilt nicht nur für unsere lebenden Zeitgenossen, sondern auch für unsere Vorfahren oder jeden Menschen aus jeder Zeit. Eigentlich alle, jedes der genannten oder nicht genannten Wesen in jedem Universum hat seine eigene Vergangenheit, Gegenwart und Zukunft, seine eigene Geschichte in seiner eigenen Welt und Zeit. Das gleiche gilt für jedes Buch, jedes Gebäude, jeden Stern, jede historische Person, jedes Tier, Baum, Ozean, Freund, alles und jedes zu jeder Zeit.

Jetzt verändert sich ohne Zweifel dieses System durch die Entwicklung der letzten Ideen und wechselt zu

Echtzeit-Zeitreisen in unserem ureigensten Alltag!

Das bedeutet, weil wir alle unsere eigene Vergangenheit, Gegenwart und Zukunft haben, dass wir alle in unserer eigenen Welt und Zeit leben und zumindest schon jeder Austausch zwischen den Welten auf Zeitreisen ist!

In Bezug auf uns gilt das für alle Menschen aller Zeiten, auch wenn sie jetzt leben oder nicht!

Also, wenn Sie nun aber anfangen sich mit Toten zu beschäftigen, wird das Thema zweifellos schwieriger, kann sogar gefährlich werden und umso mehr, wenn sie absolut nicht vorbereitet sind.

Wir werden jetzt wieder an sehr wichtige Fragen erinnert: Denken Sie jetzt, dass diese Welt nur zufällig

entstand? Oder könnte es einen Schöpfer oder eine universelle Intelligenz geben?

Wenn es irgendein Heilmittel gegen den "Tod" gibt, kann es nur Gott sein oder vielleicht ein Schutzengel, oder irgendwelche höheren Mächte, Kräfte oder Wesen, die sich unser annehmen und uns ihrer Hilfe als würdig erachten. Das sagt uns unsere eigene Erfahrung oder die von Anderen. Das ist aber auch meine eigene Überzeugung und Erfahrung, und es ist die gleiche Geschichte, die schon in vielen heiligen Büchern geschrieben steht.

Die Chance, dass der "Tod" gegen uns gewinnt, ist selbstverständlich bei weitem größer, als dass wir nur durch Zufall und ohne weitere Hilfe gegen den „Tod" gewinnen könnten. Wer sind wir gegen "Tod"? Nichts!

Das bedeutet: Allein sind wir verloren!

Also brauchen wir Hilfe!

Was hier folgt, ist zumindest, dass Sie dringend die Fähigkeit erwerben sollten, sofort, jederzeit und überall negatives Denken oder Handeln zu beenden, und auf diese Weise in der Lage zu sein, Ihr Denken zu kontrollieren und positiv zu denken, zu reden oder zu handeln. Lernen Sie, was gut und was schlecht für Sie ist! Zum Beispiel: Lernen Sie zuerst zu meditieren und positive Unterstützung zu finden, wenn Sie denken, dass sie zu schwach für die folgenden Abenteuer sind, die schon einen gewissen Mut erfordern.

Es besteht kein Zweifel, dass Sie auf jeden Fall meditieren und damit wenigstens lernen sollten, geistes-gegenwärtig zu sein, dass Sie ebenso positive Unterstützung und Hilfe durch einen Lehrer finden sollten, wenn Sie in diesem System und dieser „neuen" Welt und Wirklichkeit, die eigentlich Ihr Leben und Ihre Zukunft ist, erfolgreich werden wollen.

Oder, was wichtig zu wissen ist: Weil Sie ernten, was Sie säen, auch mit Gedanken, Worten und Taten, ist positive Selbstkontrolle unseres Verstandes hier offensichtlich eine weitere, sehr erwünschte Fähigkeit.

Nebenbei bemerkt, gibt es nun bestimmte Anzeichen, dass diese letzten Ratschläge nur für fortgeschrittene Zeitreisende bestimmt sind!

Der nächste Vorteil dieses Systems ist, dass sogar die Berechnung unserer Zukunft nicht nur eine

futuristische Möglichkeit ist, sondern bereits Realität in gegenwärtiger Praxis. Das gleiche gilt für unsere lebenswichtigen Interessen bei der Änderung unserer gesamten, näheren und ferneren Zukunft zum Besseren!

Gegenteilige Änderungen zu einer schlechteren Zukunft geschehen oder passieren meistens unbewusst oder nur durch Unwissenheit und Unachtsamkeit. Und hier bekommen wir die Werkzeuge mit denen wir lernen können wichtige Fehler zu vermeiden, die wir, wenn wir es nicht besser wüssten, sonst vielleicht bald machen würden.

Wir lernen sogar zu berechnen, was wir tun können, um unsere praktisch bestmögliche Zukunft anzustreben, weil wir mit unseren neuen Voraussetzungen besser wissen, was uns bevorsteht.

Für mich gibt es keinen Zweifel, dass die Frage von Moses an den Herrn im Psalm 90:12 durch dieses neue System beantwortet wird: „Unsere Tage zu zählen, das lehre uns, damit wir ein weises Herz gewinnen!"[7]

7   Die Bibel, Textbibel 1899, Psalm 90:12: "Unsere Tage zu zählen, das lehre uns, damit wir ein weises Herz gewinnen!" http://bibeltext.com/psalms/90-12.htm

7. Ein wissenschaftlicher Hintergrund?

Sein Studium der Informatik mit dem Nebenfach Mathematik an der Technischen Universität München wurde überschattet durch seine Trauer und seine Fragen nach dem Sinn des Todes seines Vaters und dann ein Jahr später auch seiner Großtante.

Die Freiheit des studentischen Lebens in München gab ihm sehr viele Chancen, Antworten zu finden. Die Tatsache, dass er auf seiner Suche Antworten finden musste, die noch niemand gefunden oder veröffentlicht hatte, wurde erst viel später im Lauf seiner Untersuchungen klar. Die tiefe Trauer, die von ihm Besitz ergriffen hatte, war vielleicht auch ein Schutz gegen so viel Wahrheit, die so früh wohl noch zu viel für ihn gewesen wäre.

Hier passt ein Zitat von Prof. J. Richard Gott, Princeton, perfekt: Im Vorwort seines Buches, Zeitreisen in Einsteins Universum, schrieb Prof. Gott: "Mich haben Menschen angerufen, um sich über die neuesten Entwicklungen auf dem Gebiet der Zeitreisen zu unterrichten, weil sie in die Vergangenheit zurückkehren wollten, um geliebte Menschen zu retten, die unter tragischen Umständen gestorben waren". [8] Prof. Gott nahm solche Anrufe sehr ernst. Teilweise hatte er dieses Buch geschrieben, um Fragen wie diese zu beantworten.

Ein weiterer Grund, dass Zeitreisen so faszinierend für Prof. Gott und seine Leser waren, war deren starker Wunsch nach diesen dringendst gesuchten Antworten!

8   Prof. J. Richard Gott, Princeton, Zeitreisen in Einsteins Universum,
Houghton Mifflin Bücher 2002, S. 9-10.

Auf diese Weise haben natürlich alle das Recht, nach dem Sinn des Lebens, des Todes und einer möglichen Wiedergeburt zu fragen, besonders nachdem so geliebte Verwandte oder Freunde aus dem eigenen, engsten, persönlichen Umfeld verloren wurden.

Unser junger Forscher fragte sich genau die gleichen Fragen nach dem Tod seines Vaters und seiner Großtante, denn sie waren die wichtigsten Mitglieder seines engsten Familienkreises gewesen. Und absolut niemand hatte irgendwelche, befriedigenden Antworten für ihn.

Aber wirkliche Einsichten waren noch weit entfernt, trotz der Tatsache, dass er später glücklich genug war, wirklich zufrieden mit den Antworten zu werden, die er im Lauf der Jahre und Jahrzehnte seiner Forschungen fand.

Im nächsten, wichtigen, persönlichen Schritt wechselte er sein Hauptfach

Informatik und sogar seine Universität, schrieb sich im Sommer 1982 an der Fakultät für Philosophie an der Universität München ein und wählte die Nebenfächer, Logik und Wissenschaftstheorie und Statistik.

Aber trotzdem folgte er seinen Lieblingsstudien außerhalb der Universität, um einige sehr interessante neue Visionen von anderen Welten aus Indien, China, Japan und dem Himalaya kennenzulernen.

An der Universität hatte er das Glück, dass es noch keine begrenzte Studienzeit gab, und er war somit zumindest für etwa fünf Jahre in der Lage, den Sinn des Lebens ohne zeitliche Begrenzung studieren zu können.

Seine Suche nach Antworten war nach den vorhergehenden Schicksalsschlägen das Wichtigste für ihn geworden. Außerdem kamen in jenen

Jahren fast alle seine wichtigen, neuen Lehrer aus dem Himalaya und Indien nach München, was ein großes Glück auf seinem Weg zu den Antworten auf seine Fragen war.

8. Gibt es einen allmächtigen Gott?

Noch einmal. Wenn all dies jetzt zu viel für Sie wird, machen Sie eine Pause! In der Lage zu sein, sofort Pause zu machen, d.h. „Stopp!" zu sagen, ist eine sehr wichtige Fähigkeit in dieser neuen Welt der Zeitreisen! Diese Fähigkeit kann sogar IHR Leben retten!

Im Alter von 13 Jahren war er aus der Evangelischen Kirche ausgetreten. Und nach den harten Schlägen des Schicksals innerhalb der zehn Jahre danach, wollte er irgendwelche erste, und wenn auch nur die kleinsten Beweise der Existenz Gottes finden. Aus seiner Sicht war er nämlich bis zum Auftauchen seiner wichtigsten Fragen ohne Gott aufgewachsen. Seine

Verzweiflung wurde dann auch noch wegen einer unglücklichen Liebe so groß, dass er glaubte, ohne Gott würde sein Leben sowieso völlig sinnlos im großen Nichts enden.

Seine ersten Fragen waren dann grundlegend, um später die Frage zu beantworten, wie er wie seine Großtante oder sogar noch besser seinen 90. Geburtstag erleben könnte. Denn bis zu seinem 90. Geburtstag war zu diesem Zeitpunkt, wie auch sonst immer, immer auch alles Negative möglich und durch irgendeinen "Zufall" würde er dann nicht in der Lage sein, seinen neunzigsten Geburtstag selbst wie gewünscht zu feiern. Selbst irgendein beliebiges, anderes Ziel könnte dann sich rein „zufällig" als unerreichbar herausstellen!

Also nahm er dankbar das äußerst günstige Angebot der frühen achtziger

Jahre an der Universität München an, nutze die damals unbegrenzte Studienzeit und machte sehr viele, sehr wichtige Erfahrungen außerhalb der Universität als Schüler von einigen wichtigen Yoga-Lehrern und Gurus aus Indien, China, Tibet, etc..!

Die Entscheidung für die Antwort zu den Fragen, ob das Leben ausschließlich vom Zufall regiert wird und ob diese Welt nur durch Zufall entstanden sein kann, wurde ihm durch seine Erfahrungen im Yoga und der Meditation sehr leicht gemacht.

Letztlich entschied er sich dafür, dass es besser war, zumindest zuerst irgendetwas über einen realen Gott zu erfahren. Er machte sich auf die Suche nach Gott und fuhr mit der Option für drei Monate nach Amerika, nicht wieder zurückkommen zu müssen. Doch er kam zurück und wollte sich wieder seinem Studium widmen. Die

Erfahrungen, die er inzwischen in der Mediation machte, bewogen ihn sogar, ganz christlich der Bibel und den Zehn Geboten entsprechend, ein Kind Gottes werden zu wollen oder später laut Koran ein Freund Gottes! Denn, wer hat nicht lieber einen allmächtigen Freund als einen allmächtigen Feind?

Noch später erkannte er, dass die Zehn Gebote für eine bessere Zukunft von uns allen gemacht wurden. Dafür war er sehr, sehr dankbar!

In der Tat, bei der Suche nach einem Mittel zur Prüfung der Ergebnisse seines Handelns, stellte sich die emotionale Intelligenz als ein großartiges Werkzeug heraus, um nachträglich zu prüfen, ob er richtig oder falsch gehandelt hatte. Der Zufall konnte ihm dabei kaum helfen, den Weg zu einem besseren oder bestmöglichen Leben und der dazu passenden Zukunft zu finden.

Denn seit August 1981 meditierte er je nach Bedarf wirklich sehr viel, so wie er es gelernt hatte, um immer wieder sicherzustellen, dass er auf dem richtigen Weg war. Und nicht nur das gute Gefühl und das Lächeln, die sich dabei einstellten, waren dann perfekte Wegweiser!

Die Einsichten, die er aus der Meditation empfing, zeigten ihm in Übereinstimmung mit seinem Wissen, Gewissen und seinen Erfahrungen, was er sehr wahrscheinlich als Nächstes, Bestes und Wichtigstes zu tun hatte.

Das war das Ziel!

Er war auf dem Weg!

9. Was machte dieses Denken möglich?

Nachdem er also einige wichtige Meditations-Lehrer gefunden hatte und ihre Methoden von 1981 bis 1988 studierte, fand er einen Yoga-Meister, der Mitglied der Regierung von Indien gewesen war. Doch schon bald danach kam der ehemalige Kultusminister von Bayern zurück aus dem Kabinett an die Universität München und übernahm den Lehrstuhl für Christliche Weltanschauung, Religions- und Kulturtheorie. Dieser Lehrstuhl war direkt in demselben Haus, nur eine Etage weiter oben, wo unser Protagonist seine Interessengebiete studierte.

Und „zufällig" suchte er zu dieser Zeit einen Professor, um seinen Magister Artium in Philosophie an der Universität München abzuschließen.

In der Zwischenzeit hatte die Universität die Studiendauer geändert und drängte ihre Studenten nun, das Studium abzuschließen oder zu beenden, weil nach einer Übergangszeit die unbegrenzte Studienzeit befristet wurde.

Die Geschichte, wie er Kontakt zu seinem zukünftigen Professor und Betreuer der Magisterarbeit fand, ist in diesem Zusammenhang ziemlich interessant:

Man hatte sich zwar flüchtig schon gesehen, aber als er einmal sich über das Programm des nächsten Semesters am Schwarzen Brett des Seminars seines eventuell, zukünftigen Professors informieren wollte, gesellte sich dieser zunächst wortlos zu ihm ans schwarze Brett und schien auch sehr interessiert an seinem eigenen Programm.

Eine kurzes, lebhaftes Gespräch endete in einer Einladung zu einem Hauptseminar zum Thema "Vergangene Zukunft" als Test für eine weitere Zusammenarbeit.

Dieses Thema wies ganz klar auf die späteren Ideen zu seinem neuen Konzept der Zeitreisen hin.

Es war ein großer Durchbruch, eine seiner ersten bewussten Zeitreisen, als er während der Recherche für dieses Seminar in der Bayerischen Staatsbibliothek die Geschichte seines eigenen Familiennamens entdeckte. Lange vorher schon hatte er daran gedacht, dort nachzusehen, es aber wieder verworfen. Jetzt war er aber reif dafür! Als er nur den ersten Hinweis zu seinem Familiennamen sah, begann es: Es konnte fühlen, wie seine Energie zu fließen anfing und ihm wurde heiß, er fing fast an zu schwitzen und er sah in wenigen Sekunden sein ganzes Leben an seinen Augen vorbeiziehen. Er verstand so vieles in dieser kurzen Zeit und besonders, warum alles in seinem Leben sich auf diese Weise entwickelt hatte.

Unwillkürlich hatte er eine seiner ersten Zeitreisen erlebt, die auch noch eine wichtige Zeit seiner Familiengeschichte vor 500 Jahren umfasste, von der er noch gar nichts gewusst hatte. Jetzt war er in der Lage seinem Professor zu berichten, dass bereits im Jahr 1511 ein Mitglied seiner Familie Professor für Ethik und Rektor der Ludwig-Maximilians-Universität Ingolstadt geworden war, der Vorläuferin der Universität München, sowie im Jahr 1523 Professor für Institutionen an derselben Uni. Und dessen Vater war sogar berühmt gewesen, denn er hatte Justizgeschichte geschrieben als

Schöpfer eines Gesetzbuches im Heiligen Römischen Reich!

Das war genau das, was fehlte, um seinen Universitätsabschluss mit der Magisterarbeit beim ehemaligen bayerischen Kultusminister als seinem Professor zu beginnen. Ihm wurde nun Gelegenheit gegeben, eine vergessene, aber sehr wichtige, nahezu 500-jährige Familiengeschichte aufzuarbeiten.

Später erkannte er, dass hier Selbsterkenntnis im wahrsten Sinne der erste Weg zur Besserung war.

Und tatsächlich liefert diese Theorie und Praxis der Zeitreisen, die hier vorgestellt wird, die gleiche Art der Selbsterkenntnis für UNS ALLE, wenn wir erfolgreich unsere eigene, unsere Familien-, unsere nationale und unsere Weltgeschichte erforschen.

Das Thema seiner Magisterarbeit im Jahr 1990 war: "Begriffe und ihre Entwicklungen als Quelle historischer Erkenntnis." Natürlich war das Thema anspruchsvoll, aber er hatte eine Enzyklopädie der Geschichte der Begriffe zur Hand, die die historischen Entwicklungen der wichtigsten Begriffe in der gesamten, bekannten, westlichen Geschichte skizzierte und kommentierte.

Die Aufgabe für seine Magisterarbeit schien nicht mehr allzu schwierig zu sein, weil ihm gestattet wurde, Begriffe vorzuschlagen, die ihn selbst interessierten. Er hatte bereits viel zu jenen Begriffe geforscht, die dann gewählt wurden, und hatte auch viele eigene Erfahrungen zu den ihn interessierenden Begriffen gesammelt.

Aber eines Tages, während er an seiner wissenschaftlichen Arbeit schrieb, bemerkte er, dass seine ursprüngliche

Frage, wie er selbst seinen eigenen 90. Geburtstag feiern könnte, überhaupt noch nicht beantwortet war, auch nach mehr als zehn Jahren Universitätsstudium nicht!

Mit dem Thema der Magisterarbeit hatte er verschiedene Historien von Begriffsentwicklungen vorliegen, die in chronologischer Reihenfolge im Lauf der Jahrhunderte durch Staatsmänner, Philosophen und Wissenschaftler eine Reihe von Veränderungen erfahren hatten.

So wurde zum Beispiel die Erde seit Kepler und Galileo nicht mehr als Mittelpunkt des Universums betrachtet, weil langsam aber sicher erkannt wurde, dass die Erde um die Sonne kreist und nicht umgekehrt.

Was aber seine wichtigste, ungelöste Frage betraf, konnte sein Nebenfach Logik und Wissenschaftstheorie einen Lösungsansatz vorschlagen. Zuerst wäre es möglich, verschiedene Philosophen mit Hilfe ihrer Bücher zu befragen, wie er in die Lage kommen könnte, seinen neunzigsten Geburtstag angemessen zu feiern.

In diesem Sinn brauchte er nicht Descartes zu fragen (*1596-1650, (Descartes wurde 53 Jahre, 19675 Tage alt!), oder Leibniz (*1646-1716, (Er wurde 70 Jahre, 25703 Tage alt!), oder Kant (*1724-1804, (Er wurde 79 Jahre, 29149 Tage alt!), oder Hegel (*1770-1831, (Er wurde 61 Jahre, 22358 Tage alt!), weil sie es bei weitem nicht bis zu ihrem 90. Geburtstag geschafft hatten. (Quellen zu Descartes, Leibniz, Kant und Hegel gibt es genug im Internet, etc..!).

Descartes, Leibniz, Kant und Hegel wurden hier chronologisch nach Ihren Geburtsdaten geordnet, mit der Absicht die Entwicklungsgeschichte der

Begriffe und ihre Auswirkungen im Lauf der Zeit zu untersuchen.

Dies war aber nicht sonderlich hilfreich, wenn es um die Antworten zu seiner eigenen Leitfrage ging, die aus seiner Sicht bereits weit über die seine Magisterarbeit betreffenden Fragen hinausging.

Wenn er Antworten finden wollte, wie er das Alter von neunzig Jahren erreichen könnte, wäre die Reihenfolge der Kompetenz dieser Philosophen für ein höheres Alter eine andere!

Sie wäre: Descartes (53), Hegel (61), Leibniz (70), Kant (79), je nach dem Alter, das sie erreicht hatten.

Er war sich wohl bewusst, dass in diesem Fall der Untersuchung alle vier Philosophen aus verschiedenen Lebensumständen kamen, in verschiedenen Zeiten lebten und in unterschiedlichen Lebensbedingungen.

Descartes (53 Jahre, *1596 La Haye/Touraine, Frankreich - 1650 Stockholm, Schweden), Hegel (61 Jahre, *1770 Stuttgart - 1831 Berlin), Leibniz (70, *1646 Leipzig - 1716 Hannover) und Kant (79, *1724 Königsberg - 1804 Königsberg) stammten nun wirklich aus unterschiedlichen Lebensumständen und lebten unter sehr verschiedenen Bedingungen. Es scheint nicht wirklich nützlich zu sein, diese vier Philosophen so vergleichen zu wollen.

Aber aus seiner Sicht oder der von irgendjemand Anderem mit dieser Frage im Sinn, ist es durchaus logisch. „Viele Wege führen nach Rom" und sein Weg würde auch nur ein Weg mit vielen Schritten sein, die wohlüberlegt sein sollten.
Tatsächlich würde er, wenn überhaupt, auf dem Weg ins 91. Lebensjahr zuerst

und genau in dieser Reihenfolge das erreichte Lebensalter von Descartes, dann von Hegel, dann von Leibniz und noch später von Kant erreichen.

Man denke nur an die Sonde "New Horizons", die auf ihrer Reise durch unser Sonnensystem die Planeten Mars, Saturn, Jupiter, Uranus und Pluto genau nach ihrer lokalen und damit auch nach ihrer zeitlichen Reihenfolge in den Jahren 2006 bis 2015 erreichte.[9]

Genau analog lässt sich in diesem Zeitreisen-System unser Weg im Leben beschreiben, wie oben bei dem Weg von Descartes über Hegel und Leibniz zu Kant angedeutet.

Zu Beginn des Jahres 1990 überblickte Forscher also bald eine Zukunft bis jenseits des 90. Geburtstags und

9   WHERE IS NEW HORIZONS
http://pluto.jhuapl.edu/Mission/Where-is-New-Horizons/index.php

sortierte Philosophen in die Dimension ihrer Kompetenz bzgl. des Lebensalters, das sie erreicht hatten. Diese Vorgehensweise sollte nach seiner Meinung in der Lage sein, ihm zu erklären, wie er es schaffen könnte, selbst älter zu werden und vielleicht auch seinen eigenen 90. Geburtstag ähnlich wie seine Großtante zu erleben. Hier wird ein Grundprinzip deutlich, das erklärt, dass alle Älteren aller Zeiten uns voraus waren oder sind, wenn Sie ein Alter erreicht haben oder hatten, das wir noch nicht erreicht haben. Wir alle kennen den Spruch: „Komm du erst mal in mein Alter!"

Aus dieser Erkenntnis können wir möglicherweise auf die eine oder andere Weise von ihnen lernen, wie wir unsere eigenen Ziele in Zukunft erreichen können.

Keiner dieser genannten Philosophen sollte natürlich kompromittiert werden.

Denn wir können ihre Lebensbedingungen kaum genau kennen, so wie sie selbst.

Aber in jedem Fall hätte Descartes noch im Jahre 1650 erklären können, wie er dreiundfünfzig Jahre alt werden konnte, Hegel hatte so im Jahr 1831 einundsechzig Jahre Lebenserfahrung, Leibniz im Jahr 1716 siebzig Jahre und Kant im Jahr 1804 mehr als 79 Jahre. (Informationen zu Descartes, Leibniz, Hegel, Kant gibt es im Internet, etc...).

In der Tat, Hegel studierte Kant und Leibniz, weil sie vor ihm selbst ebenfalls berühmte deutsche Philosophen waren, aber Hegel erlebte im Gegensatz zu ihnen seinen 62. Geburtstag nicht mehr.

Also hat aus der Sicht unseres Systems der Zeitreisen Hegels Kompetenz in bestimmten Punkten die der anderen Philosophen nicht erreicht. Vielleicht war er aber auch nur mehr oder weniger glücklich, schon so früh das Zeitliche zu segnen? Sehr erfolgreich war er in jedem Fall trotzdem!

Wir werden es selbst besser wissen, wenn wir unseren eigenen 62. Geburtstag feiern können.

Hier, aber nicht jetzt, könnte natürlich das Konzept des „**Karma**" diskutiert werden..!

Ziehen wir lieber noch nicht zu viele „bemerkenswerte" Schlüsse aus diesen Zusammenhängen, weil wir jetzt nicht genug dazu wissen, insbesondere im Hinblick auf die Frage: Wie könnte ich selbst meinen 90. Geburtstag feiern?

Dies war nur das, was er schon bemerkte, während er im Jahr 1990 an seiner Magisterarbeit arbeitete.

Leider hatten alle seine bisherigen, offiziellen Studien an den zwei

Universitäten seit 1979 nicht besonders viel dazu beigetragen, diese Frage zu beantworten. Er hatte jedoch, ohne es zu wissen, bereits eine ganze Reihe von wichtigen Informationen für seine so sehr gewünschte Antwort gesammelt. Eine nach der Anderen!

An dieser Stelle sollten wir erwähnen, dass S. Palmer im Jahr 1992 in der kognitiven Psychologie folgendes vorschlug: Gemeinsame Region: Ein neues Prinzip der Gruppierung durch Wahrnehmung im Raum. [10]

Analog können die vier oben erwähnten Philosophen als Elemente einer gemeinsamen, vierdimensionalen Region der Philosophie wahrgenommen werden, die sich innerhalb eines bestimmten Zeitraums oder einer

---

10   Palmer, S. (1992). Common region: a new principle of perceptual grouping. Cognitive Psychology, 24, 436-447.

Epoche über mehrere Jahrhunderte oder Jahrtausende erstrecken kann.

Jetzt aber liefert diese Gruppe von Philosophen und Wissenschaftlern das gegebene Beispiel, das durch Logik, mathematische Mengenlehre und kognitive Psychologie begründet wird. Natürlich war es am Anfang der Untersuchung nicht ausreichend, nur eine Gruppe von sehr wenigen wissenschaftlichen Genies zu finden, die die Voraussetzung erfüllen sollten, Antworten auf seine wichtigste Frage zu liefern. Es wären zwar einige wenige, aber bei weitem nicht genügend Mitglieder in dieser Gruppe gewesen, an der er letztlich interessiert war. Also änderte er seinen Gegenstand der Untersuchung schnell über die Philosophie hinaus zu allen Wissenschaften, um so sehr viel mehr kompetente Wissenschaftler zu finden und seine Frage irgendwann vielleicht beantworten zu können, wie man 90 Jahre alt werden könnte.

Doch wieder stellte sich sehr schnell heraus, dass das leider immer noch ein unvollständiger Forschungsansatz war.

Wegen der Unvollständigkeit seiner ersten Vorgehensweisen fand er nun ebenso schnell seinen nächsten Forschungsgegenstand: Die ganze Geschichte der Menschheit, die jetzt scheinbar genügend Beispiele lieferte, die ihn zweifellos, wenigstens theoretisch zu einem vollständigen Forschungsergebnis führen würden.

Jetzt, mit dieser fast vollständigen Quelle aller verfügbaren Wissen-schaftler und Nicht-Wissenschaftler aller Zeiten, konnten seine möglichen Berater durch Literatur oder durch andere Mittel konsultiert werden. Und jedes Mal, wenn er neue "Elemente" in seine Gruppen sortierte, tat er das analog nach dem neuen Gesetz des "gemeinsamen Region" aus der Gestaltpsychologie, obwohl dieses Gesetz noch gar nicht veröffentlicht war. Nun hatte er theoretisch genug Probanden in seiner Liste, um zu erfahren, wie er es wie gewünscht zu seinem 90. Geburtstag schaffen könnte.

Im Jahr 1990 hatte er dazu zwei persönliche Bekannte, die diese Lebenserfahrung hatten: Eine Dame, geboren im Jahr 1898, aus einer seiner Yoga-Gruppen, die später noch 98 Jahre alt wurde, und einen Einsiedler, der mitten in München lebte, „offiziell" schon 1894 geboren sein sollte und später auch noch „offiziell" 110 Jahre alt wurde, obwohl es auch Gerüchte gab, dass er noch viel älter sei.
Aber immerhin hatten nun seine Forschungen auch eine Trendwende erreicht, denn er erkannte bereits 1989, dass er sich nicht selbst bei all

diesen Untersuchungen vergessen sollte. In der Tat entdeckte er an sich selbst die ersten Alterserscheinungen, obwohl er nur 32 Jahre alt war.

Das war tatsächlich ein sehr wichtiger, systematischer Wendepunkt in seinen Forschungen! Er hatte in der Süddeutschen Zeitung von einem Perser gelesen, der im Alter von 133 Jahren Vorbereitungen für die vierte Hochzeit traf. Und der war mehr als 100 Jahre älter! Ob Zeitungsente oder nicht, der Wendepunkt war erreicht.

Und fortan interessierte sich unser Forscher aus rein logischen Erwägungen für erfolgreiche Verjüngungs-Konzepte.

Aber dazu später noch mehr!

10. Wo sind wir auf Zeitreisen?

Wie hat unser Forscher sich denn selbst in dieser neuen Ordnung der Zeitreisen wiedergefunden, als sogar der US-Präsident George Bush Senior im Jahr 1991 eine neue Weltordnung ausgerufen hatte, als die deutsche Wiedervereinigung und das Ende des Kalten Krieges die Welt bewegten und der Ostblock fiel?

Erläuterung einer anderen "neuen Weltordnung"!

Im Jahr 1991 war er im Alter von 34 Jahren und stand wieder einmal vor dem Schwarzen Brett des Seminars seines Professors. Er wollte sehen, was im nächsten Semester angeboten wurde. Nahezu das einzige Thema war aber der berühmte deutsche Philosoph Hegel, im Proseminar, im Hauptseminar, im Oberseminar, in der Vorlesung, etc...!

Natürlich hatte dies etwas zu bedeuten! Also fragte er sich, wo er Hegel in seiner Liste von Philosophen finden würde und wo in Bezug auf Hegel er seinen Professor finden würde? Er hatte nämlich eine zukunftsfähige Liste aller ihm bekannten Persönlichkeiten erstellt und sie nach ihrem Alter klassifiziert, das sie jeweils erreicht hatten.

Descartes beispielsweise war in gewissen Kreisen wichtig, bei Philosophen und anderen Wissenschaftlern.

Aus der Sicht unseres Forschers mussten nun alle zukünftigen Zeitgenossen von Descartes, die sich mit ihm bis zu einem gewissen Grad identifizieren konnten und nach ihm das von ihm erreichte Alter von 19675 Tagen erreichen würden,

spätestens dann sich bewusst oder unbewusst auf ihren Zeitreisen mit Descartes im Jahr 1650 zu beschäftigen haben.

Ebenso würde es ihnen spätestens in ihrem 62. Jahr mit Hegel (1831) gehen, in ihrem 71. Jahr mit Leibniz (1716), in ihrem 80. Jahr mit Kant (1804), in ihrem 85. Jahr mit Newton (1727), etc., etc. (Quellen zu Descartes, Leibniz, Kant, Hegel, .. finden sich im Internet, etc..!).

Auf diese Weise ist der Weg durch das Leben von der Geburt bis zum 100. Geburtstag und darüber hinaus ganz und gar nicht linear, sondern eher ein Zick-Zack-Kurs, der von Ziel zu Ziel führt und in jedem Fall zu neuen Zeitreisen. Außerdem fühlt man sich, entsprechend der eigenen Liste, nach jedem bestandenen, kritischen Termin fast wie neugeboren und erleichtert, weil man dieses Datum nun bestimmt „für immer" hinter sich hat! Es hängt einfach davon ab, wie wir uns in dieser neuen Welt der Zeitreisen auskennen und ob unser Wissen und unsere Erfahrung gut genug sind, damit entsprechend umgehen zu können. Nebenbei bemerkt, bedeutet der eben genannte Begriff „für immer" natürlich, dass wir uns nun bewusst in der Ewigkeit bewegen![11]

Also führt uns eigentlich unsere „neue" Angewohnheit, unsere Tage zu zählen, in unserem System der Zeitreisen nach Psalm 90:12[12] zu wichtigen Erkenntnissen über unsere Zukunft und ermöglicht es, uns je nach Kenntnisstand der Materie darauf vorzubereiten. Gerade dies wird uns

---

[11]   Die Bibel. Textbibel 1899, Lukas 9:23-27
[12]   Die Bibel, Textbibel 1899, Psalm 90:12: "Unsere Tage zu zählen, das lehre uns, damit wir ein weises Herz gewinnen!"

helfen, auch eines der größten der Zehn Gebote der Bibel im Licht unserer funktionierenden Zeitreisen besser zu verstehen: 'Liebe deinen Nächsten wie dich selbst. [13]

Dieses Gebot gilt also auch für unser System der Zeitreisen, zwischen all diesen neuen Welten und Zeiten, und wurde kaum je zuvor im Licht unserer Zeitreisen so gesehen. Die Liebe ist nun auch auf Zeitreisen zwischen all diesen verschiedenen Welten und Zeiten, und war immer schon so auf Zeitreisen, ebenso wie Intuitionen, Erkenntnisse oder Entdeckungen oder einfach alle unsere zwischen-menschlichen Wahrnehmungen und Gefühle.

Hier kann die Liebe wahrhaftig aus der Bibel durch die Zeit, durch

---

13   Die Bibel. Lutherbibel 1912, Markus 12:31.: "Du sollst deinen Nächsten lieben wie dich selbst."

Jahrhunderte und Jahrtausende ZU UNS SELBST reisen!

So tragen diese Entdeckungen nicht nur zur Vollständigkeit der Bibel bei, sondern die Bibel kann umgekehrt auch zu unserer eigenen Vollständigkeit beitragen. Das ist ein Dialog im Austausch zwischen Welten und Zeiten auf Zeitreisen und wenn er ankommt, werden Sie es merken!

Nach der eindrucksvollen Begegnung am schwarzen Brett im Seminar seines Professors und späteren Magistervaters hatte unser Student bemerkt, dass Hegel 61 Jahre alt geworden war und sein Professor gerade 60 Jahre alt war. Das war ziemlich erstaunlich! Er war eigentlich fassungslos! Das war eine exakte Übereinstimmung mit seiner Theorie! Er war alarmiert! Arbeitete sein Professor womöglich bereits genau nach seiner „soeben" erst „entdeckten" Zeitreisen-Logik?

Wissenschaftlich betrachtet handelte es sich hier um eine „Korrelation", aber das hieß noch nicht, dass es auch eine „kausale Beziehung" war! Das wäre der Fall gewesen, wenn sein Professor bestätigt hätte, warum er Hegel als Hauptthema für das nächste Semester gewählt hatte, warum er im Jahr 1991 Hegel als sein zukünftiges Forschungsobjekt gewählt und auch anerkannt hatte.

Das bedeutete für die Theorie unseres Forschers, dass sein Professor möglicherweise tatsächlich genau, wie in dem von ihm gerade „entdeckten" Zeitreisensystem, geplant hatte, Hegel zu erforschen, und sehr intensiv an seinem Forschungsgegenstand arbeitete. Und vielleicht kannte er bereits das womöglich nicht mehr ganz so "neue System" unseres Forschers?

Also teilte unser Student selbstverständlich seinem Professor seine erstaunliche und so weitreichende Entdeckung mit, weil er viel Wert auf dessen Antwort legte. Sein Professor antwortete nachdenklich!

Zehn, fünfzehn Sekunden überlegte er. Dann sagte er: "Wenn das so ist, dann haben Sie ja noch Mozart vor sich!" Seine eigene Reaktion war das Gefühl, als hätte er plötzlich einen Kloß im Hals, wie einen Frosch, als ob er eine üble Kröte zu schlucken hätte.

Mozart möge ihm verzeihen, falls er heute irgendwo wiedergeboren ist. Aber Mozart erlebte selbst seinen 36. Geburtstag nicht mehr und unser Forscher war erst im 35. Lebensjahr!

Und natürlich wollte er wenigstens 36 Jahre alt werden! Außerdem hatte er bereits seit mehr als zehn Jahren geforscht, wie er selbst seinem eigenen 90. Geburtstag feiern könnte!

11. Gab es frühere Forschungsansätze?

Das oben erwähnte, bemerkenswerte Treffen erinnert an den Brief von Carl Friedrich Gauß an Alexander von Humboldt vom 7. Dezember 1853, den unser Forscher erst 18 Jahre später, am 7. Juni 2009 im Internet entdeckte.

Als er merkte, was er gefunden hatte, "elektrisierte" dieser Brief ihn auf der Stelle so stark, dass ungefähr die nächsten zehn Minuten sich so anfühlten wie eine halbe Stunde. Und während dieser Zeit konnte und wollte er sich nicht bewegen! Das Gefühl war so sehr erwünscht und nie zuvor gefühlt, ein äußerst angenehmer, positiver, sehr, sehr starker Energiefluss, wie ein fast zu starker "Wasserfall" voller Energie, der bis zur Grenze seiner Leistungsfähigkeit durch seinen Leib, seine Seele und seinen

Geist schoss. Er wollte dieses Gefühl auf gar keinen Fall unterbrechen, wirklich überhaupt nicht und in keiner Form.

Er hatte die Bestätigung und den wissenschaftlichen Beweis gefunden, die er so viele Jahre schon gesucht hatte, für das, was er sich lange vorher schon gedacht hatte, was aber noch keiner vor ihm gefunden hatte. Erstaunlicherweise hatte Gauß auch Listen geführt, zu einer nur etwas anderen Thematik, über die Lebenserwartung berühmter Männer (in Tagen). So schrieb Gauß am 7. Dezember 1853 an seinen Freund und Kanzler des Ordens Pour le Mérite, Alexander von Humboldt:

"Es ist übermorgen der Tag, wo Sie, mein hochverehrter Freund, in ein Gebiet übergehen, in welches noch keiner der Koryphäen der exacten

Wissenschaften eingedrungen ist, der Tag, wo Sie dasselbe Alter erreichen, in welchem Newton seine durch 30766 Tage gemessene irdische Laufbahn geschlossen hat. Und Newtons Kräfte waren in diesem Stadium gänzlich erschöpft: Sie stehen zur höchsten Freude der ganzen wissenschaftlichen Welt noch im Vollgenuss Ihrer bewundernswürdigen Kraft da. Mögen Sie in diesem Genuss noch viele Jahre bleiben."[14]

Dieses Beispiel bezeichnet eine Zeitreisen-Konstellation zwischen Gauß, Newton und Humboldt, die zunächst als einzige Eigenschaft allein nur das Lebensalter in Tagen berücksichtigt.

14   Karl Christian Bruhns (Hrsg.): Briefe zwischen A. v. Humboldt und Gauß, Wilhelm Engelmann, Leipzig 1877. Brief Nr. 45 von Carl Friedrich Gauß an Alexander von Humboldt, 7. Dezember 1853, Seite 67-68.

1. Am 07.12.1853 schrieb Carl Friedrich Gauß, *30.04.1777 Braunschweig - 23.02.1855 Göttingen, 76 Jahre (27979 Tage) alt, seinen oben erwähnten Brief an seinen Freund A. v. Humboldt. Ein Alter übrigens, das später auch Einstein nicht mehr erreichte!

2. Sein Freund Alexander von Humboldt, *14.09.1769 Berlin - 06.05.1859 Berlin, war am 07.12.1853 in seinem 85. Lebensjahr (30764 Tage).

3. Und Isaac Newton, *25.12.1642 / 04.01.1643 jul./ greg. Woolthorpe-by-Colsterworth in Lincolnshire – 20.03.1726 / 31.03.1727 jul./ greg. in Kensington, wurde etwa 126 Jahre früher tatsächlich 84 Jahre (30766 Tage) alt.

Man kann vielleicht die Begeisterung von Gauß (*30.04.1777 - 23.02.1855, 77 Jahre (28422 Tage)), am 07.12.1853 verstehen, wenn man bedenkt, was sogar Goethe (*28.08.1749-22.03.1832) in einem Tagebucheintrag vom 24. Juni 1831 (WA III 13, 98) von Galileo Galilei (1564-1642), 77 Jahre (28442 Tage), und Newton, 84 Jahre (30766 Tage), hielt, als er schrieb: "Er (Galileo) starb in dem Jahr da Newton geboren wurde. Hier liegt das Weihnachtsfest unserer neuen Zeit".(Goethe)[15]

Gauß glaubte nun am 7. Dezember 1853 wohl feiern zu können, dass Newton zwei Tage später durch

---

15   Goethes Tagebuch Eintrag vom 24. Juni 1831 (WA III 13, 98) "Er (Galileo) starb in dem Jahre, da Newton geboren wurde. Hier liegt das Weihnachtsfest unserer neueren Zeit." (Goethe); WA III, 13., 98. Tagebucheintrag vom 24. Juni 1831, Goethes Werke. Weimarer Ausgabe (Sophienausgabe). 143 D, Weimar, 1887-1914. Abt. III: Tagebücher.

Alexander von Humboldt überholt sein würde, und dass das den Anfang einer neuen Zeit bedeutete.

Allerdings formulierte oder wußte Gauß auch noch nicht, dass der von ihm genannte Termin von Humboldt mit Newton im Alter von 30766 Lebenstagen später jeden Menschen betreffen würde!

Nächste Frage: Wer würde aber das Glück oder Pech haben, bis ins Alter von 30766 Tage in einem mehr oder weniger guten oder schlechten Zustand zu überleben? Hängt das alles wirklich nur von Glück oder Pech ab?

Natürlich nicht, glaube ich! Und ich weiß es! Wenn es richtig oder falsch sein kann, was man tut, dann kann das Ergebnis davon eben nicht mehr nur zufällig sein!

Die nachgewiesene Tatsache ist nun, dass aus dem sich hier abzeichnenden Prinzip der Zeitreisen eine ganz neue Welt der Termine für alle Menschen aller Zeiten berechnet und vorhergesagt werden kann.

Das hat Gauß in seinem oben genannten Brief nicht erwähnt und vielleicht war es ihm bewusst oder auch nicht. Es besteht aber eine gewisse Wahrscheinlichkeit, dass er es wusste. Veröffentlicht hat er es jedenfalls nicht!

Der Brief wurde erst anlässlich des einhundertsten Geburtstages von Gauß von Prof. Dr. Karl Christian Bruhns in dem Briefwechsel von Gauß und Humboldt veröffentlicht.[16] Denn von

---

16   Karl Christian Bruhns (Hrsg.): Briefe und A. v. Humboldt und Gauß, Wilhelm Engelmann, Leipzig 1877. Brief Nr. 45 von Carl Friedrich Gauß an Alexander von Humboldt, 7. Dezember 1853, Seite 67-68.

Gauß selbst war bekannt, dass er nur vollständige Forschungsergebnisse veröffentlichte.

Wichtige Erläuterung: Dies ist die erste Art, wie „Wiedergeburt" in den Zeitreisen funktioniert: Nach jedem "mehr oder weniger, recht oder schlecht „überlebten", kritischen Datum und Termin mit einem „bestimmten Tod", wie dem von Humboldt mit Newton am 9. Dezember 1853, fühlen Sie sich je nach Intensität des Erlebens des Ereignisses „mehr oder weniger" wiedergeboren. Und damit beginnt entsprechend eine neue Zeit und ein neues "Leben" für Sie! Sie werden tatsächlich in der Lage sein, den Unterschied zwischen den Energie-Niveaus vor und nach ihrem Zeitreisetermin zu fühlen und zu erleben, vorausgesetzt Sie bewältigen

die Aufgabe. Und natürlich geht es außerdem sicher auch um Angst vor diesem Termin, aber auch um einiges, gewonnenes Selbstvertrauen, wenn Sie es geschafft haben! Diverse „neue Sportarten" wie Bungee Jumping, House Running, Paragliding, Drachenfliegen, etc., basieren auf demselben Prinzip zwischen Angstbewältigung und neu gewonnenem Selbstvertrauen und Selbstbewusstsein. Wir sollten uns nur klar darüber werden, dass wir diese Art von Terminen irgendwann in jedem Fall selbst bewältigen müssen und nicht einfach „nicht mitmachen" können. Im Übrigen haben wir solche Termine auch schon oft bestanden, auch wenn es nur eine Prüfung war.

Ein etwas weiterführendes Bibelzitat passt dazu sehr gut: "Und zum Menschen sprach er: Siehe, Furcht des

Herrn, das ist Weisheit, und das Böse meiden, ist Verstand!"[17]

Das hier angesprochene neue und entscheidende Prinzip in unserem System der Zeitreisen bedeutet, dass Sie lernen, dass die Beziehung zwischen Geburt und Tod immer als Ganzes zusammen gesehen werden sollte. So gehören auch Angst und Angstbewältigung, Tag und Nacht, schwarz und weiß, Licht und Finsternis, Sonne und Mond, ein schwarzes Loch und das dazugehörige weiße Loch im Universum, und natürlich "Ja" und "Nein oder „positiv" und „negativ" aus Gründen der Vollständigkeit der gesamten, multipolaren Welt als Ganzes zusammen.

---

17   Die Bibel. Textbibel 1899, Hiob 28:28:"Und zum Menschen sprach er: Siehe, Furcht des Herrn, das ist Weisheit, und das Böse meiden, ist Verstand!"

So ist es z.B. im chinesischen Yin-und-Yang-Prinzip implizit dargestellt.

Mit diesem Wissen und gesundem Menschenverstand, kann man immer wieder Fehler vermeiden und sich für zukünftige Termine vorbereiten. So können Sie sich optimal fit für die bekannte und die unbekannte Zukunft machen!

Mit der daraus folgenden Erkenntnis und der damit korrespondierenden und in diesem System sehr erwünschten Eigenschaft der Geistesgegenwart wird nun festgestellt, dass wir in jedem einzelnen Moment "geboren werden" und zugleich "sterben". Das ist völlig selbstverständlich und auch nichts Besonderes! Nur bemerken wir es selten auf diese Weise.

Wie beim Wetter folgt nach jedem Tiefdruckgebiet auch wieder ein Hochdruckgebiet, und nach jedem Gewitter scheint auch wieder die Sonne.

Dem Winter folgen Frühling, Sommer, Herbst und der nächste Winter. Dem Sonnenaufgang folgt der Sonnenuntergang, dann der nächste Sonnenaufgang,..!

Wenn wir diese vielen kleinen „Tode" so erleben, so wie auch jeder Augenblick praktisch gleichzeitig neu geboren wird und schon wieder gestorben ist, so dass wir es gar nicht bemerkt haben, und dann auch die dazugehörigen, vielen, kleinen Wiedergeburten verstehen können, die in dieser Erklärung natürlich auf keinen Fall fehlen dürfen, sieht das ganze Thema schon gar nicht mehr so problematisch aus.

Dies ist die ganz normale Art und Weise des Lebens und es ist tatsächlich so einfach, dass wir es kaum mehr bemerken, nur vielleicht in der Meditation. Und in Meditation können wir sogar eine Geistesgegenwart erlernen und erleben, die dann sogar über die Zeit hinausgeht.

Mit diesem Wissen erkennen wir, dass das Leben ein Werden und Vergehen ist, mit der besonderen Bedeutung, dem Sinn, dem Auftrag und sogar dem Gebot für uns, Fehler zu vermeiden und das Beste aus unseren Möglichkeiten zu machen. Dann werden sehr viele Probleme lösbar, wenn wir uns nur nicht zu viel davon auf einmal vornehmen!

Jetzt, nach der Entdeckung dieser Zeitreisen, kann also eine ganz neue Welt von Terminen für alle Menschen aller Zeiten berechnet und vorhergesagt werden.

Wie hier dargelegt, können Jede und Jeder in der Lage sein, mit diesen Mitteln sich besser auf ihre Zukunft vorzubereiten, Wege dorthin selbst zu optimieren, Fehler zu vermeiden und aktiv in eine wünschenswertere und bessere Zukunft zu gehen, die uns sicher zum Großteil trotzdem noch unbekannt sein wird!

Und wenn Sie nicht wissen, wie Sie es durch dieses System schaffen sollen, weil Ihnen die Energie fehlt, gibt es auch noch andere Hilfsmittel, die Ihnen helfen können. Das folgende kleine Buch kann dabei sehr hilfreich sein: *Ancient Secrets of the Fountain of Youth by Peter Kelder.*[18]

---

18   Ancient Secrets of the Fountain of Youth by Peter Kelder.http://lib.ru/URIKOVA/KELDER/Ancient_Secret_of_the_Fountain_of_Youth-Peter_Kelder.pdf

12. Ausblick

Sie fragen sich jetzt immer noch: Worum geht es hier eigentlich? Dann folgendes: Wenn Sie etwas schaffen wollen, müssen Sie glauben, dass Sie es schaffen können! Aus der Sicht dessen, der die entsprechende Glaubenskraft aufbringen kann, geht es hier tatsächlich um wichtige Teile der ersten Bücher der Bibel und des Buches der Offenbarung, die jetzt wahr werden. Es geht um den Sinn der Bibel, der hier neu verwirklicht werden soll.

Naturwissenschaftlich ist alles nur zufällig möglich, wenn sie es selbst nicht glauben oder gute Ratschläge nicht befolgen! Dies ist also ein Aufruf, positiv aktiv zu werden!

Was hier eingeführt wird, entpuppt sich als historisch fundiertes System von optimierter Selbst-Verbesserung, das sich auf Tausende von Jahren der

Menschheitsgeschichte stützt, auf die Bibel, den Koran, die Veden, etc.!

Achten Sie auf die nächsten, veröffentlichten Produkte auf http://www.futureok.net/ oder bei @timetrave auf Twitter.

Jahrzehnte der Forschung sollten wirklich nicht umsonst sein. Sie erhalten nur ein 100-prozentiges Ergebnis, wenn Sie sich 100 % dafür einsetzen. Ich kann Jedem nur für Ihr ureigenstes Interesse empfehlen, dass Sie genauer prüfen, worum es hier geht.

Übrigens halte ich dieses Thema für so wichtig, dass ich mit der bestmöglichen Präzision daran arbeite. Als Test für das erwartete Echo reicht das hier völlig aus. Im Lauf der Zeit werden Aktualisierungen erforderlich werden, so dass weitere Ausgaben jederzeit im

Anschluss an die Nachfrage auch korrigiert herausgegeben werden können.

Es geht um die bestmögliche Zukunft für uns alle!

Wer wäre nicht an seiner bestmöglichen Zukunft interessiert? Ich bin es! Das ist sicher! :-).

Wenn Sie nicht in der Lage sind, schon so viel zu glauben oder für möglich zu halten, sollten Sie am besten damit anfangen, positive Ziele anzustreben, die Sie erreichen können. Das ist der Weg zur Verbesserung unserer Glaubenskraft, die direkt einen Einfluss auf unsere Schaffenskraft hat!

Und wie kann man nun für dieses hier anstehende, schwierigste Programm auf die einfachste Weise Vertrauen gewinnen?

Indem man als Nächstes einfach eine praktische Anleitung für die ersten, nachhaltigen Schritte liefert, eine Anleitung für die optimale, persönliche Entwicklung von A nach B!

1. Berechne Deine Zukunft!

2. Berechne Deine bestmögliche Zukunft!

3. Maßnahmen zur optimalen Bewältigung von anstehenden Terminen!

4. Welche Fehler sollte ich vermeiden?

5. Was ist das Beste, das ich tun kann?

6. Kurzfristige und langfristige Lösungen für unseren optimalen Fortschritt in die Zukunft!

13. Literatur

1. Aus dem Geleitwort von Prof. Dr. Otto Hahn zum Buch von Ernst von Khuon, Abenteuer unseres Jahrhunderts, S.7, Gerhard Stalling Verlag, Oldenburg und Hamburg, 1960.

2. An algorithm design technique applied to various algorithms, that solve a problem by splitting it into smaller problems until all of the remaining problems are trivial. https://en.wiktionary.org/wiki/divide_and_conquer

3. http://www.werner-friedl.de/Gedanken.htm

4. Wege zum Selbst: Östliche und westliche Ansätze zu persönlichem Wachstum von Ken Wilber, Wilhelm Goldmann Verlag, München März 2008, Ende viertes Kapitel, Bewusstsein ohne Grenzen.

5. "He not busy being born is busy dying" Textline in "It's Alright, Ma

(I'm Only Bleeding)" by Bob Dylan, written in summer 1964.
https://en.wikipedia.org/wiki/It's_Alright,_Ma_(I'm_Only_Bleeding)

6. Die Bibel. Textbibel 1899, Lukas 9:23-27 http://bibeltext.com/l12/luke/9.htm

7. Die Bibel, Textbibel 1899, Psalm 90:12: "Unsere Tage zu zählen, das lehre uns, damit wir ein weises Herz gewinnen!" http://bibeltext.com/psalms/90-12.htm

8. J Richard Gott, Zeitreisen in Einsteins Universum, 2002, Houghton Mifflin Bücher, S. 9-10.

9. WHERE IS NEW HORIZONS
http://pluto.jhuapl.edu/Mission/Where-is-New-Horizons/index.php

10. Palmer, S. (1992). *Common region: a new principle of perceptual grouping.* Cognitive Psychology, 24, 436-447.
http://www.ncbi.nlm.nih.gov/pubmed/1516361 ;
http://www.scholarpedia.org/article/Gestalt_principles

11. Die Bibel. Textbibel 1899, Lukas 9:23-27 http://bibeltext.com/l12/luke/9.htm

12. Die Bibel. Textbibel 1899, Psalm 90:12.: "Unsere Tage zu zählen, das lehre uns, damit wir ein weises Herz gewinnen!" http://bibeltext.com/psalms/90-12.htm

13. Die Bibel. Lutherbibel 1912, Markus 12:31.; "Du sollst deinen Nächsten lieben wie dich selbst." http://bibeltext.com/mark/12-31.htm

14. Karl Christian Bruhns (Hrsg.): *Briefe zwischen A. v. Humboldt und Gauß,* Wilhelm Engelmann, Leipzig 1877. Brief Nr. 45 von Carl Friedrich Gauß an Alexander von Humboldt, 7. Dezember 1853, Seite 67-68.

15. Goethes Tagebuch Eintrag vom 24. Juni 1831 (WA III 13, 98) "Er (Galileo) starb in dem Jahre, da Newton geboren wurde. Hier liegt das Weihnachtsfest unserer neueren Zeit." (Goethe); WA III, 13., 98. Tagebucheintrag vom 24. Juni 1831, Goethes Werke. Weimarer Ausgabe (Sophienausgabe). 143 D, Weimar, 1887-1914. Abt. III:

Tagebücher.
http://www.tabvlarasa.de/15/bleecken.php

16. Karl Christian Bruhns (Hrsg.): Briefe zwischen A. v. Humboldt und Gauß, Wilhelm Engelmann, Leipzig 1877. Brief Nr. 45 von Carl Friedrich Gauß an Alexander von Humboldt, 7. Dezember 1853, Seite 67-68.

17. Die Bibel. Textbibel 1899, Hiob 28:28: "Und zum Menschen sprach er: Siehe, Furcht des Herrn, das ist Weisheit, und das Böse meiden, ist Verstand!" http://bibeltext.com/job/28-28.htm

18. Ancient Secrets of the Fountain of Youth by Peter Kelder, 1939, 1985, 1998, in Internet-Suchmaschinen oder http://lib.ru/URIKOVA/KELDER/Ancient_Secret_of_the_Fountain_of_Youth-Peter_Kelder.pdf

14. Impressum

ISBN 978-1537642154 Version 0.01
Autor: Michael von Khuon
82041 Oberhaching / Deutschland
E-Mail: discovery@futureok.net
Internet: http://www.futureok.net/
Blog: http://www.futureok.net/blog/
Forum: http://www.futureok.net/forum/

Vergessen Sie nicht: Es gibt mehrere Möglichkeiten, die oben erwähnt wurden, wo sie weitere Informationen von dieser Quelle bekommen können!

Trotz sorgfältiger Überprüfung kann der Autor keine Haftung übernehmen, die die Angaben in diesem Buch betrifft. Die Prüfung der einzelnen Informationen obliegt jedem einzelnen Leser. Der Autor hat seit 1992 einen Universitätsabschluss als Magister Artium in Philosophie, Logik und Wissenschaftstheorie sowie Statistik von der Universität München. Er ist Webdesigner seit 1998. Er erforschte dieses Thema seit 37 Jahren,..!

Die Zukunft wird zeigen, wie vergleichbar dieses Buch ist.

Wir sind auch alle die Zukunft!

Oberhaching, den 13. September 2016, 0:12 Uhr